CURSO DE MEGA HAIR

CAPILAR

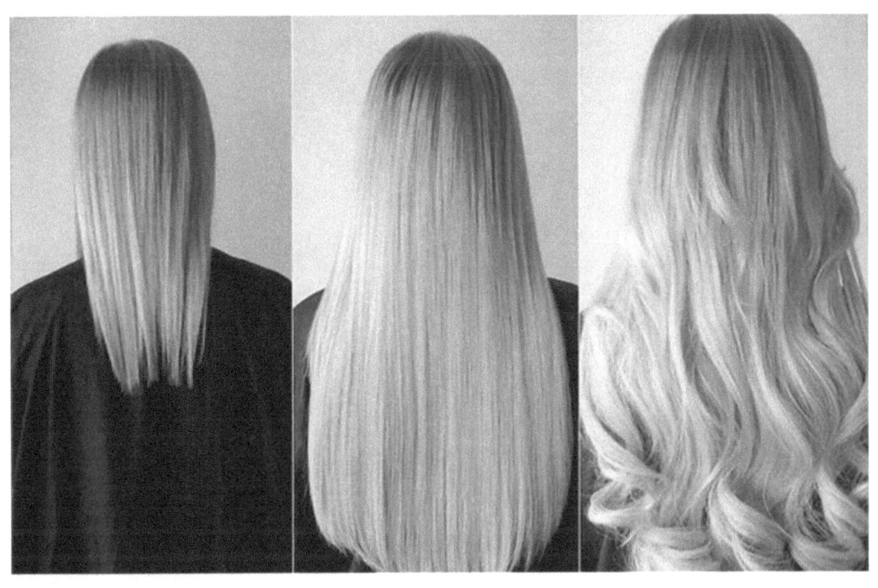

Professora: Ester Moreira

Paulínia 2020

INTRODUÇÃO

Neste curso você vai entender tudo sobre
MEGA HAIR CAPILAR!

Todos os segredos passo a passo em
detalhes. Ele praticamente pega na sua mão
e te ensina como fazer!

E ao adquirir o seu treinamento, você se
tornará um especialista em alongamento de
cabelo!!!!

Neste curso está incluso certificado, o
material didático, a apostila em pdf, que
poderá imprimir e estudar aonde quiser !

O curso está dividido em **11 módulos** ,e cada
módulo, com uma etapa diferente do
processo de alongamento, com o passo a
passo para você entender como é feito todo
o serviço de mega hair ,de maneira muito
explicativa e clara.

O conteúdo do **curso de mega hair fio a fio**
está dividido da seguinte maneira:

Módulo 01 – APRESENTAÇÃO

– Neste módulo ele faz a apresentação e fala da transformação que o curso pode trazer pra você, as vantagens, as possibilidades, quando, e como você pode trabalhar, fazendo mega hair em suas clientes.

O Mega Hair é uma técnica de alongamento capilar que está fazendo a cabeça da mulherada. Trata-se da colocação de fios na extensão dos cabelos, que dão mais volume e comprimento às madeixas.

Mega Hair é, no Brasil, um termo em inglês utilizado para se referir a alongamento de cabelo (também, alongamento capilar) ou extensão de cabelo (também, extensão capilar).

Existem várias formas de fazer o Mega Hair – com fita adesiva, colagem, presilhas, nós, entre outros – e cabe ao profissional do salão de beleza que você vai contratar escolher a melhor opção para o seu cabelo.

Mega Hair é aquela técnica que invadiu os salões de beleza de todo o Brasil, transformando diariamente o visual das brasileiras, mas são várias técnicas, elaboradas para cada perfil de cliente, como o mega hair de queratina, mega hair em tic tac, mega hair em microlink, mega hair em adesivo, mega hair ponto americano, mega hair nó Italiano, mega hair entrelaçado, mega hair flip entre outros...

O ideal é você estudar os modelos e tipos de mega hair e entender muito bem o que é, para escolher com exatidão o modelo que você procura, se é um mega hair fixo ou um mega hair móvel instantâneo.

Observando a história da humanidade, alongar os cabelos já foi e já deixou de ser tendência várias, porém, aparentemente sempre foi algo associado a elites e na década de 90 passou a ser mais acessível a pessoas comuns. Desde então, o alongamento comprido voltou à tona. Este mega hair é utilizado por diversas celebridades pelo o mundo e proporciona um aspecto muito natural. Jessica Metivier do America Now News afirma que praticamente todas as atrizes de Hollywood utilizam estes alongamentos.

O que é o Mega Hair ?

O Mega Hair é uma técnica de alongamento capilar que está fazendo a cabeça da mulherada. Trata-se da colocação de fios na extensão dos cabelos, que dão mais volume e comprimento às madeixas.

Mega Hair é, no Brasil, um termo em inglês utilizado para se referir a alongamento de cabelo (também, alongamento capilar) ou extensão de cabelo (também, extensão capilar).

Existem várias formas de fazer o Mega Hair – com fita adesiva, colagem, presilhas, nós, entre outros – e cabe ao profissional do salão de beleza que você vai contratar escolher a melhor opção para o seu cabelo.

Mega Hair é aquela técnica que invadiu os salões de beleza de todo o Brasil, transformando diariamente o visual das brasileiras, mas são várias técnicas, elaboradas para cada perfil de cliente, como o mega hair de queratina, mega hair em tic tac, mega hair com microlink, mega hair em adesivo, mega hair ponto americano, mega hair nó Italiano, mega hair entrelaçado, mega hair flip entre outros...

O ideal é você estudar os modelos e tipos de mega hair e entender muito bem o que é, para escolher com exatidão o modelo que você procura, se é um mega hair fixo ou um mega hair móvel instantâneo.

Este vídeo orienta qual o melhor método de mega hair

TIPOS DE MEGA HAIR

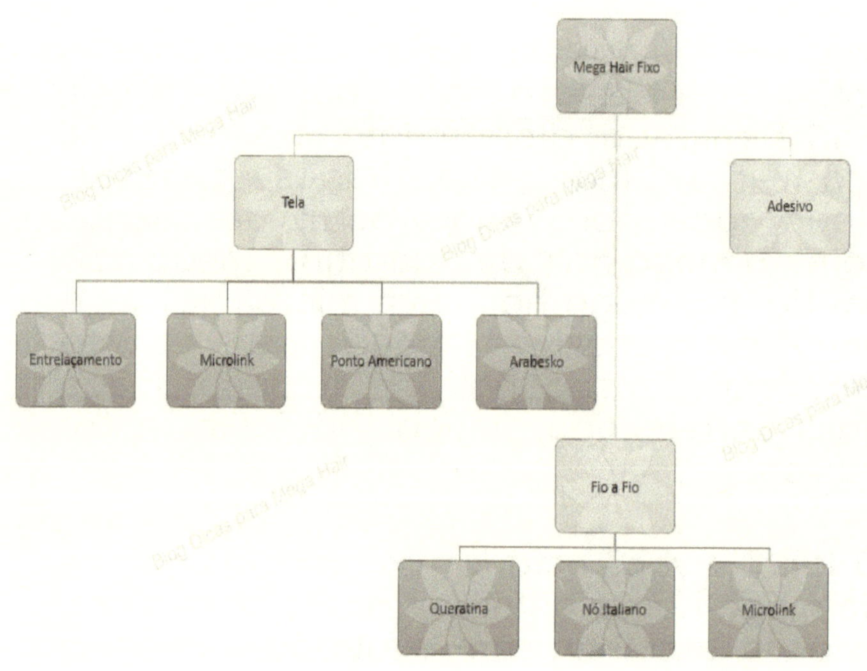

Módulo 02 – MÉTODOS DE APLICAÇÃO FIO A FIO

Existem diferentes técnicas para a realização do mega hair.

01. Cola de queratina

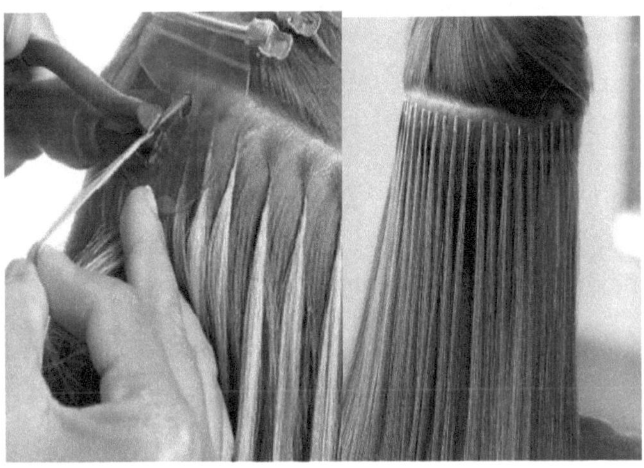

Cola-se o cabelo da raiz com cabelo do mega hair com um polímero de queratina. Este polímero se funde ao cabelo proporcionando um resultado mais natural e as mechas são coladas com uma pinça aquecidas ,mais ou menos 280 graus, unindo a queratina da mecha com a do cabelo da pessoa. A durabilidade varia do profissional e do crescimento do cabelo natural , pois se bem colocado, não é normal que as mechas se soltem. Para remover é necessário um produto específico que dissolve o polímero derretido e técnica correta de remoção para que o cabelo não seja danificado.

Neste tipo de aplique é feita uma colagem de fios com cola de queratina aquecida. Os tufos de cabelo colados às mechas naturais são de cerca de 1 centímetro de largura. Esta técnica serve tanto para aumentar o volume do cabelo como para alongar os fios e pode ser feita a partir de 2 centímetros dos fios naturais. O Mega Hair de Queratina é mais indicado para mulheres com cabelos lisos e ondulados.

Tempo de aplicação: A implantação do Mega Hair de Queratina demora de quatro a seis horas, dependendo do tamanho do cabelo.

Período de manutenção: três em três meses, dependendo da forma que você cuidar do aplique.

Método de aplicação:

O aplique com cola de queratina é um dos mais populares no Brasil. Essa técnica também é feita diretamente no couro da raiz e os fios artificiais são colocados juntos aos fios naturais fio a fio, dando um efeito bastante natural.

A manutenção desse tipo de mega hair deve ser feita de 3 em 3 meses, aproximadamente. Quem opta por essa técnica deve evitar o uso de ferramentas de calor (como secador e prancha) para que a cola de queratina não fique danificada.

Preço: O valor médio do Mega Hair de Queratina é de R$ 3,5 mil.

No link abaixo está devidamente explicado como aplicar micro cápsula e cápsula de queratina:

https://www.youtube.com/watch?v=EL8G3UL8AoA

Direitos autorais do canal: beleza e casa

Como retirar o mega hair sem danificar os cabelos

https://www.youtube.com/watch?v=ikOu5iG

Esta é uma das técnicas mais procuradas, feita com cola de queratina e que promete resultados duradouros. Nesta técnica os fios de cabelo artificial (de cerca de um centímetro de largura) são colados às mechas naturais (com a mesma espessura) após o aquecimento da queratina. Aquece-se a queratina da ponta da mecha artificial, une-se à mecha natural e depois molda-se a queratina para o seu tamanho ficar reduzido. A quantidade de cabelo a utilizar vai depender do efeito desejado. É importante que os tufos de cabelo sejam finos e leves, pois caso contrário, podem causar dor de cabeça, desconforto e queda de cabelo.

02. Nó italiano

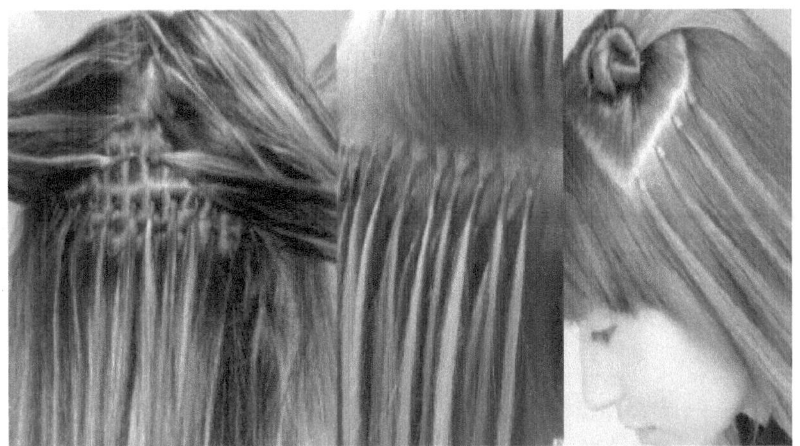

Fonta da imagem:
www.tudocommod
a.com

O nó italiano é um aplique que utiliza o cabelo natural e látex como sustentação. Os fios artificiais e naturais são presos em nós e por isso essa é uma técnica que pode causar dores e puxões durante a aplicação. Sua vantagem é o efeito gerado que é bastante natural.

Esse método também é indicado para as mulheres de cabelo cacheado ou crespo, pois como as mechas artificiais são presas por pequenos anéis, no cabelo liso, que é mais fino e menos volumoso, o aplique pode se soltar.

Os fios de cabelo do mega hair são trançados/unidos com os fios do cabelos da pessoa que está recebendo o alongamento e amarrado com um elástico para fixação. Nos primeiros 3 dias é normal dor de cabeça intensa, pois geralmente, os fios de cabelos são fixados apertados ao couro cabeludo. Do quarto ao sétimo dia pode ocorrer uma coceira intensa por diversos motivos, que podem ser: reações ao elástico, falta de costume do couro cabeludo com peso/quantidade de cabelo, ponta do mega hair que não foi dobrada/cortada para colocação e acabam esticando o couro cabeludo ou até mesmo, falta de lavagem da cabeça pela dor intensa nos primeiros dias.

Neste tipo de aplique, as mechas artificiais são amarradas com nós de lastex próximas à raiz do cabelo natural. A técnica dá mais volume nas áreas onde foram aplicadas às mechas, dando um aspecto mais natural, mas a aplicação pode ser um pouco mais dolorosa, por conta dos puxões para fazer os nós. É mais indicada para mulheres com cabelo afro, pois pode receber chapinha.

Tempo de aplicação: o período de colocação demora, em média, cinco horas.

Período de manutenção: três em três meses

Preço: os valores médios variam entre R$ 150 a R$ 500, dependendo da mão de obra do cabeleireiro.

No link abaixo está explicando com aplicar mega hair nó italiano:

https://www.youtube.com/watch?v=MLl8Por R9gg

Direitos autorais do canal: Li cardoso de tudo um pouco

Como retirar o mega hair nó italiano sem danificar os cabelos

https://www.youtube.com/watch?v=Cb4PqS D1wPg

Direitos autorais do canal: paula megahair

03. Micro link

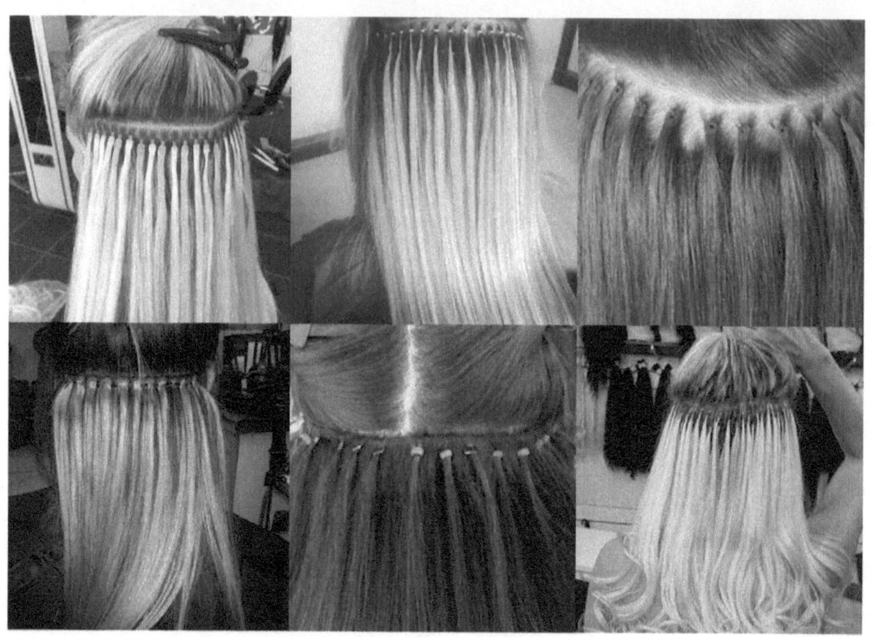

São colocados tufos de cabelo presos com o "micro link", uma espécie de anel de metal que não enferrujam. A durabilidade depende do tipo de cabelo, crescimento e cuidado. Para remoção é necessário um profissional especializado que remove o mega com um alicate específico.

Diferente da maioria das outras técnicas, o mega hair microlink é aplicado nos fios do cabelo e não diretamente na raiz. Essa técnica é feita com uma espécie de anel metálico, que é aplicado em cada mecha artificial de cabelo.

Nesta técnica, as mechas artificiais são unidas aos fios naturais a partir de anéis metálicos. O método danifica menos os cabelos, já que não utiliza produtos químicos e é facilmente colocado e retirado. O Mega Hair de Microlink é indicado para mulheres com cabelo crespo ou cacheado, pois em cabelos lisos o aplique pode soltar facilmente.

Tempo de aplicação: O período mínimo de aplicação do Mega Hair de Microlink é de duas horas, podendo se estender mais, dependendo do cabelo.

Período de
manutenção: três
em três meses

Preço: O valor médio fica em torno de R$ 400 a R$ 1.000, dependendo do cabeleireiro.

No link abaixo está explicando com aplicar mega hair microlink:

https://www.youtube.com/watch?v=TVPplzxBgPc

Direitos autorais do canal: Fabio mega-hair

No link abaixo está explicando como

retirar mega hair microlink:

Direitos autorais do canal: Fabio mega-hair

https://www.youtube.com/watch?v=gRuUUj
Glnxg

Módulo 03 – MÉTODOS DE APLICAÇÃO EM TELA

O Alongamento de Tela consiste no cabelo costurado em em longas telas. É uma forma bastante versátil, pois permite ser fixado de várias formas e, de tempos em tempos surge um novo método. É também uma maneira fácil e rápida de aplicar e remover. Porém muita gente confunde e mistura as definições. Vamos resumir abaixo as formas mais populares, mas primeiramente, saiba que existem 2 tipos de tela:

Tela feita à máquina

- Acabamento mais grosseiro;
- Mais rápida de ser costurada, e por isso mais barata;
- Os fios ficam mais seguros pois são passadas várias costuras.

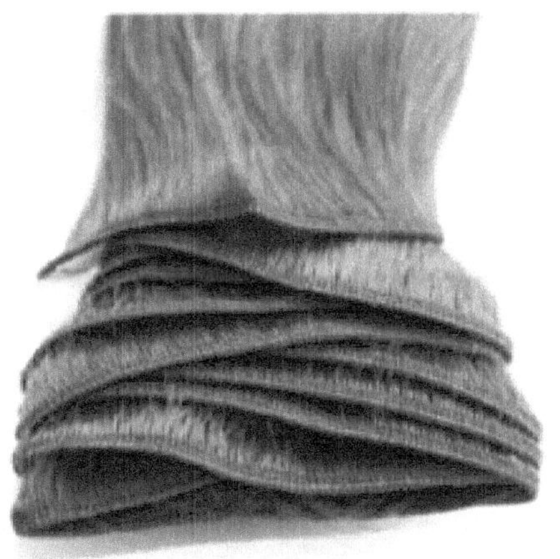

Tela feita à mão

- Acabamento mais delicado;
- Leva mais tempo para ser feite e por isso é mais cara;
- Tem mais risco de soltar fios.

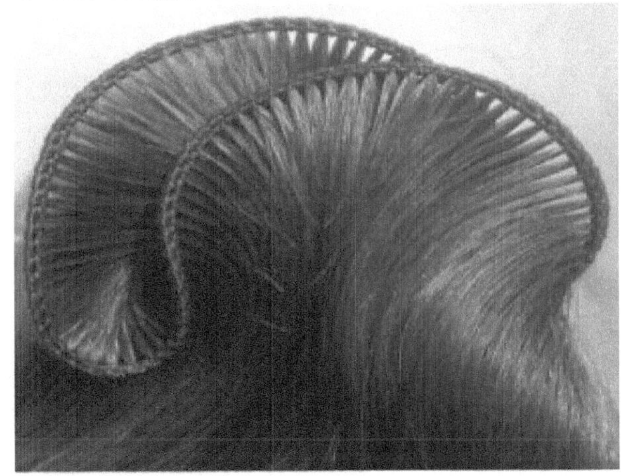

01.Nó jamaicano (pontos arebesco)

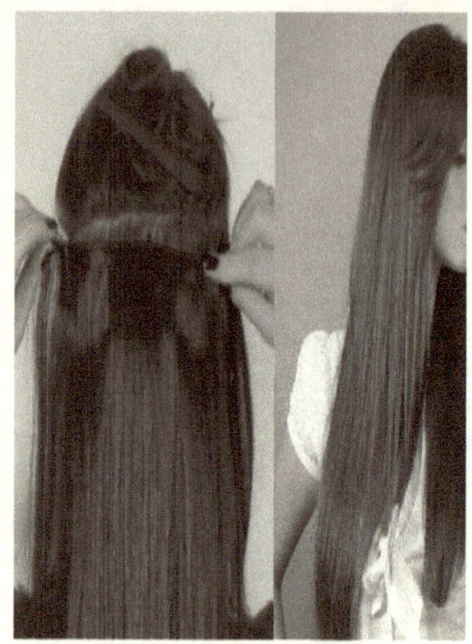

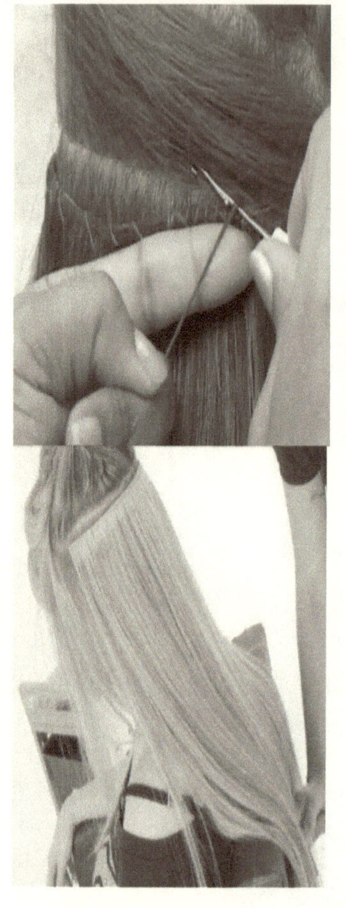

O mega hair com tela costurada, também chamado de "nó jamaicano", é feito através de uma pequena tela costurada rente ao couro cabeludo; o aplique é costurado ao cabelo com uma agulha semelhante a de crochê, utilizando os fios naturais como base, por isso é um dos métodos indicados para quem tem os cabelos curtos.

Colocação

O cabelo é costurado em forma de tela, em tiras que são cortadas na medida da cabeça. Para aplicação é necessário fazer uma trança rente ao couro cabeludo, para que se possa fixar a tela com uma linha ou elástico. Ou então a tela é costurada através de um nó que é amarrado em pontos estratégicos da cabeça.

Vantagens

- Possibilita diversos tipos de penteados;
- Esta técnica é geralmente mais barata;
- Demora menos tempo para ser colocado;
- Não perde cabelo na hora da manutenção;
- Para tirar basta cortar a amarração e desfazer a costura;
- Acabamento perfeito, fica quase imperceptível, sendo também mais difícil de ser percebido ao toque;

- Permite o uso do secador e da chapinha normalmente.
- **Desvantagens**
- Como a tela contém tecido e sua colocação é rente ao couro cabeludo é preciso secar a raiz e o comprimento sempre que os cabelos forem lavados ou molhados, isso evita a proliferação de fungos;
- Não dá para pentear a raiz;
- A depender da maneira como é colocado pode fazer volume maior na cabeça;
- A manutenção tem que ser feita a cada seis semanas
- **Para a saúde dos fios**
- É importante hidratar todo o cabelo semanalmente, inclusive o aplique, principalmente se os fios forem quimicamente tratados (alisados, coloridos ou descoloridos), tendo o cuidado na secagem dos fios de maneira correta, com especial atenção ao couro cabeludo e as emendas que

fixam as telas.

- Para preservar os fios naturais de quebras, o aplique deve ser cuidado para que não ocorram emaranhados ou nós e sua manutenção deve ser feita de acordo com a recomendação do seu cabeleireiro, evitando a ocorrência da *alopécia por tração*, queda de cabelo provocada pela inflamação do folículo capilar quando há tração intensa e frequente dos fios.

Video de como colocar:
https://www.youtube.com/watch?v=QS8QoHg-IXDireitos autorais: canal Eloisa Lourenço

Como retirar
https://www.youtube.com/watch?v=OPTV1z8lSk4&t=386s Direitos autorais: canal Wesley de PaulA

O mega hair de tela é uma ótima opção para quem tem o cabelo bem curtinho, pois, nessa técnica, os fios artificiais são ligados aos naturais usando uma tela que é costurada rente ao couro cabeludo. Apesar de parecer um pouco estranha a ideia de ter uma "tela" no cabelo, o efeito desse alongamento é bastante natural e fica imperceptível. A desvantagem é que o procedimento precisa ser renovado dentro de seis a oito semanas, ou seja, em menos de dois meses

Esse tipo de Mega Hair, conhecido como telinha, é feito a partir da costura de fios de cabelo com uma agulha à uma tela de renda. A tela é colocada bem rente ao couro cabeludo e é quase imperceptível. Outra vantagem é que esse aplique pode receber chapinha e secador e é ideal para quem tem fios curtinhos.

Tempo de
aplicação: 30
minutos a uma

hora.

Período de manutenção: a retirada e recolocação são feitas de oito semanas a dois meses.

Preço: Os valores médios variam a partir de R$ 300.

02. MEGA HAIR Tic-tac

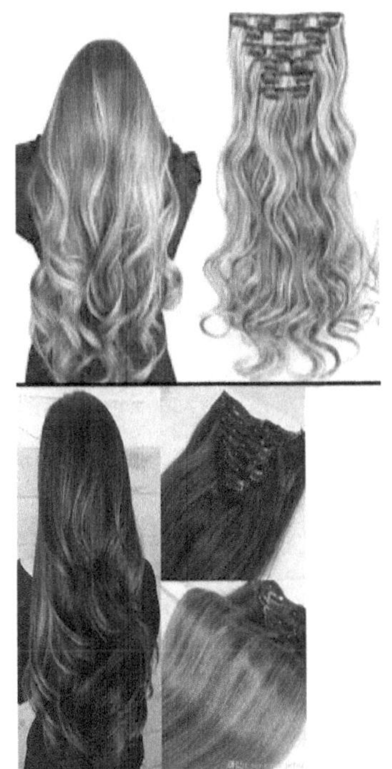

Uma pequena rede de cabelos divida em várias partes e tamanhos fixadas com presilhas. Este é provavelmente o método de aplicação mais rápida, porém, menos versátil.

Como utilizar

Existem muitas dúvidas referentes às possibilidades de penteados com a utilização de mega hair, basicamente, o mega hair não muda em nada as possibilidades de se criar qualquer tipo de penteado. Na própria internet é possível encontrar fotos com muitos penteados diferentes.

Contraindicação

O mega hair é contraindicado para quem está com cabelo fragilizado ou com queda acentuada.

Apesar de ser um tipo de aplique temporário, o mega hair tic tac é bastante procurado pelas mulheres que querem fios mais longos para ocasiões específicas. Outra vantagem é que ele é prático e pode ser colocado em poucos minutos, além de ser possível utilizá-lo mais de uma vez.

Apesar disso, é preciso ter cuidado para que as presilhas fiquem bem presas e rentes ao couro cabeludo, pois, se não, o aplique pode ir soltando ao longo do dia, deixando "buracos" no cabelo.

Técnica Mega Hair de Tic Tac

Essa técnica é especialmente para aquelas mulheres que querem um cabelo alongado para uma ocasião específica (como uma festa, por exemplo) ou não têm tempo para ficar horas colocando um aplique no salão de beleza. Trata-se de uma tela de cabelos presos à presilhas de tic tac, que é colocada em toda a extensão do cabelo.

Ela é simples e rápida de ser aplicada aos cabelos e não danifica os fios. É importante que a mulher tenha atenção na hora de colocar a tela, pois ela pode se soltar com facilidade.

Tempo de aplicação: a colocação é muito rápida, de 10 a 20 minutos.

Período de manutenção: o Mega Hair de Tic Tac não precisa de manutenção, pois é instantâneo.

Preço: em geral, você compra este tipo de aplique em kits com três telas, que custam cerca de R$ 400 a R$ 2.000.

Técnica de colocação:

https://www.youtube.com/watch?v=fOyLc0ZnqoA

https://www.youtube.com/watch?v=WMo-QmDQENo

Direitos autorais do canal; ghpq1 e Taty
alongamentos de cabelos

Como retirar, cortar o latéx se tiver, de
abrir o tic tac e retirar, muito fácil

03.Mega hair ponto americano

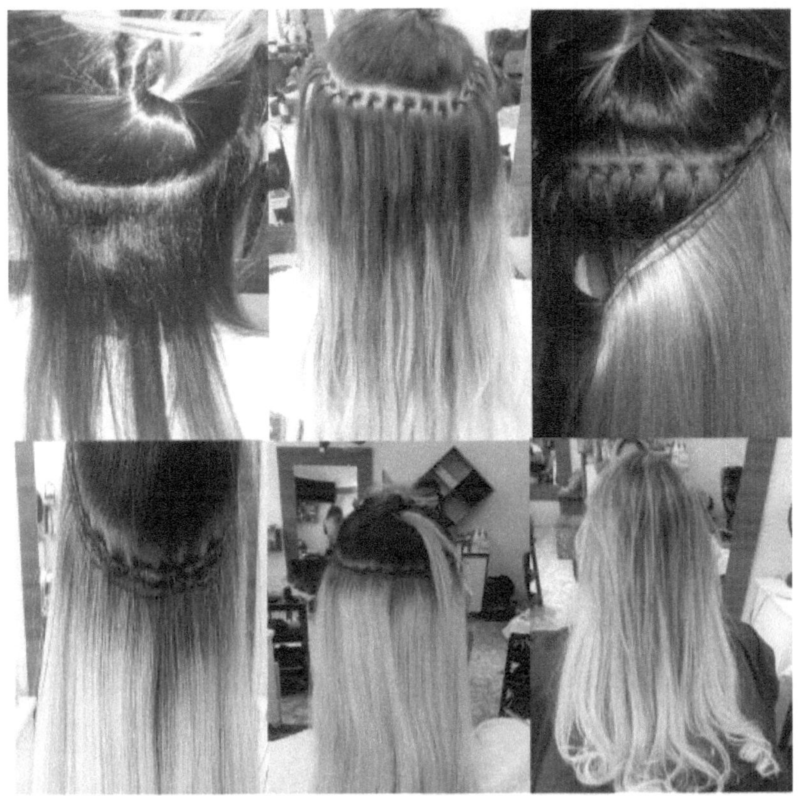

Fonte da imagem:
www.tudocommoda.com

Essa técnica de alongamento foi criada nos Estados Unidos, mas já conquistou adeptas no Brasil por proporcionar um efeito bastante natural no comprimento dos fios. Profissionais de beleza afirmam, inclusive, que este é um dos tipos mais higiênicos de mega hair.

Apesar do efeito natural, essa técnica não é feita com fios naturais de cabelo e sim com um tecido que se assemelha muito ao cabelo humano. Esse tecido é aplicado diretamente no couro cabeludo, no meio da cabeça, para que o aplique fique camuflado.

Essa técnica permite aumentar o cabelo em até 30 centímetros e exige manutenção mensal.

Técnica de colocação:

https://www.youtube.com/watch?v=2Btz_VNrTQM

Direitos autorais do canal: la belleblack

Como retirar o mega hair ponto americano

https://www.youtube.com/watch?v=OPTV1z8lSk4

Direitos autorais do canal: Wesley Paula

O custo maior é do cabelo e a mão de obra, não há outro custo o valor do mega hair com ponto americano gira em torno de: R$ 3.000,00

04. Mega hair fita adesiva

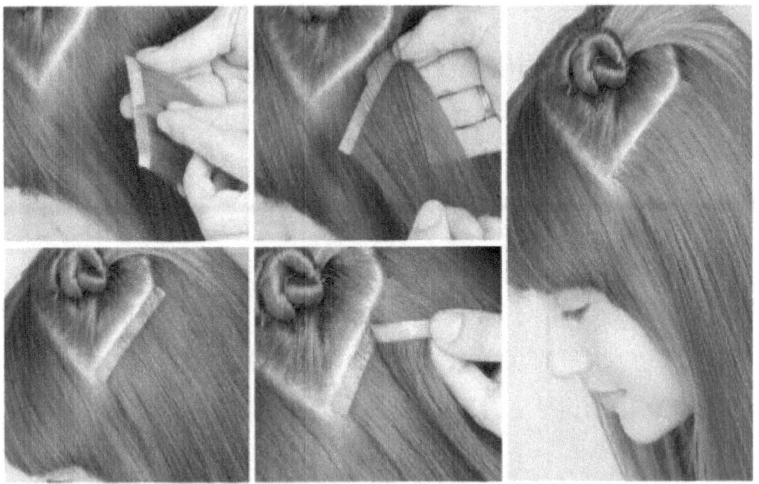

Fonte da imagem: www.tudocommoda.com

Com efeito bastante natural, o mega hair com fita adesiva não causa danos nos fios pois as mechas artificiais ficam presas no cabelo natural graças à uma cola adesiva que não é prejudicial aos fios.

Esse tipo de aplique pode durar até 3 meses, dependendo da frequência da lavagem do cabelo.

Mega Hair Adesivado

Nesta técnica, são coladas fitas adesivas às madeixas naturais. Essas fitas adesivas são feitas a partir da costura de mechas inteiras de cabelo em uma faixa de silicone coberta por um adesivo. Elas são coladas em várias partes da cabeça (nuca, topo, centro, etc.) e são menos agressivas à saúde capilar. São colocadas de duas a cinco camadas de cabelo para dar um novo visual à mulher.

Tempo de aplicação: o período de colocação do Mega Hair adesivado é bem curto, de cerca de 30 minutos.
Período de manutenção: três em três meses, dependendo da forma que você cuidar do aplique.

Preço: Você encontra o Mega Hair Adesivado em um valor médio de R$ 1,2 mil, de acordo com o tamanho dos fios.

Método de colocação;

https://www.youtube.com/watch?v=pXviKWmLbiw

Direitos autorais do canal da Luciana Oliveira

Como retirar a fita adesiva do cabelo

https://www.youtube.com/watch?v=gB9R4jjmTNs

Direitos autorais do canal : Kadu Pereira

06. Mega hair de Entrelaçamento

Entrelaçamento Total

O cabelo natural é totalmente trançado muito rente à raiz formando uma base ao redor de toda a cabeça para a tela ser costurada. Como é aplicado em toda a cabeça, pode levar de 2 a 3 horas.

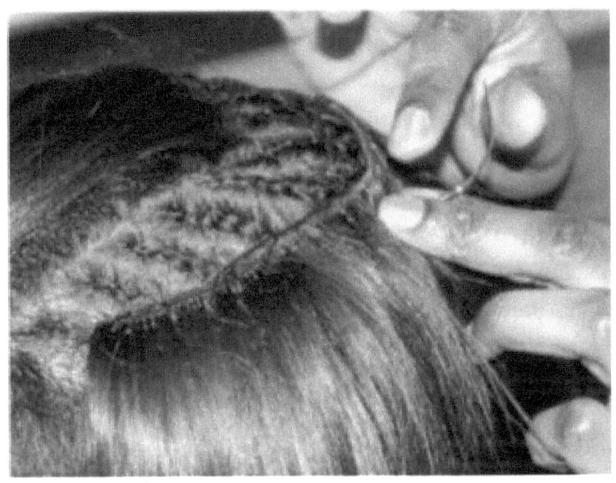

Aplicação

- faz-se as tranças em toda a raiz do cabelo;
- com um fio e agulha especial, costura-se a tela junto ao cabelo trançado.

Remoção e Manutenção

- em média a cada 2 meses;
- corta-se o fio da costura;

- remove-se a tela;
- desfaz-se as tranças;
- refaz-se as tranças;
- costura-se novamente às telas nas tranças.

Indicação

- cabelos muito curtos, cacheados, crespos ou afro;
- não é indicado para fios lisos, pois as tranças fazem volume no couro cabeludo e podem ficar muito aparentes com o crescimento do cabelo.

Vantagens

- permite aplicação do aplique na totalidade do cabelo;
- não é aplicada nenhuma química para colocar ou remover.

Desvantagens

- lavagem mais difícil, maior probabilidade de causar fungos, pois a base tende a ficar sempre úmida;
- visando aumentar o tempo de manutenção, o profissional puxa muito o cabelo da cliente para fazer as tranças, causando muita dor de cabeça na primeira semana.

Entrelaçamento Parcial

O cabelo natural é parcialmente trançado muito rente à raiz formando uma base para as telas serem costurada. Dependendo da quantidade de telas, de 30 minutos a 2 horas são necessários para a aplicação.

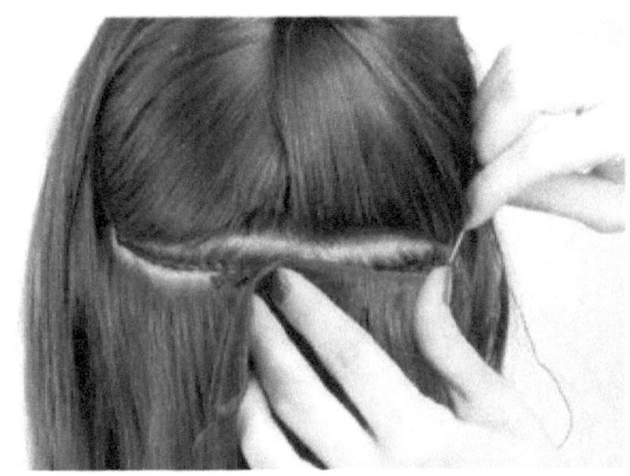

Aplicação

- faz-se as tranças embutidas em linhas horizontais;
- com um fio e agulha especial, costura-se as telas nas tranças.

Remoção e Manutenção

- em média a cada 2 meses;
- corta-se o fio da costura;
- remove-se a tela;
- desfaz-se as tranças;
- refaz-se as tranças;
- costura-se novamente às telas nas tranças.

Indicação

- todos os tipos de cabelo;

Vantagens

- método rápido de ser aplicado;
- não é aplicada nenhuma química para colocar ou remover.

Desvantagens

- lavagem mais difícil, maior probabilidade de causar fungos, pois a base tende a ficar sempre úmida;
- visando aumentar o tempo de manutenção e deixar as telas mais firmes, o profissional puxa muito o cabelo da
- cliente para fazer as tranças, causando muita dor de cabeça na primeira semana;
- o cabelo natural que é trançado fica mastigado e quebrado após desfeitas as tranças;
- dependendo da quantidade de telas colocadas, faz muito volume na cabeça, dando aspecto de capacete.

Neste caso, a união das mechas artificiais com as naturais é feita a partir de tranças rasteiras. As mechas são costuradas no cabelo natural e dão uma impressão de mais volume e naturalidade. O entrelaçamento pode ser feito também em cabelos curtos e pode receber chapinha e secador tranquilamente. Essa técnica é mais indicada para cabelos cacheados.

Tempo de aplicação: para colocar o

aplique, o profissional leva cerca de uma hora e meia.

Período de manutenção: 15 em 15 dias para hidratar o cabelo.

Preço: Os valores variam entre R$ 150 e R$ 300 reais.

Como escolher o meu Mega Hair?
Como existem vários tipos de cabelo – com fios mais finos, grossos, escuros, claros, secos, oleosos, lisos, cacheados, etc. – a técnica a ser utilizada será a que melhor combinar com o seu. Neste caso, além de escolher a espessura e cor dos fios que mais se assemelham com as suas madeixas, o profissional de apliques também deverá orientá-la sobre a técnica ideal para o seu tipo capilar, para que não danifique o cabelo e prejudique a saúde do couro cabeludo.

O fato é que, independente da técnica que utilizar, o resultado será o mesmo: cabelos longos e bonitos. Por isso, evite estragar os seus cabelos e converse com um cabeleireiro antes de colocar a extensão capilar.

Cuidados com o Mega Hair

Esse é o ponto principal para que o aplique que você colocou, independente do método, dê o resultado correto e efeito perfeito e esperado de cabelos longos e saudáveis. Após colocar o Mega Hair, é preciso tomar alguns cuidados para que o cabelão tão sonhado não vire um pesadelo.

Lave corretamente

Ter um aplique pode dificultar um pouco a higienização dos cabelos. Na hora de cuidar da higiene dos fios, fique atenta ao tipo de shampoo e condicionador que vai usar, pois os cabelos costumam ficar mais oleosos, principalmente se a técnica que você usou tenha produtos químicos.

Evite produtos com álcool e não deixe que se formem nós nos fios durante a lavagem. Esses cuidados evitam irritações, coceiras e descamações no couro cabeludo e aumentará a duração do seu alongamento.

Evite calor excessivo

Mesmo aqueles apliques que permitem o uso de chapinha e secador devem receber atenção na hora de expor ao calor. Isso porque esses aparelhos, além do babyliss, podem comprometer os resultados do alongamento capilar. No caso do Mega Hair de Queratina, por exemplo, a cola pode derreter e romper a extensão dos fios se for exposta a um calor superior a 230 graus. Respeite a distância de pelo menos 15 centímetros entre o bocal do aparelho e o seu cabelo.

Penteie os cabelos com cuidado

Os cabelos com Mega Hair são mais fáceis de embaraçar e formar nós. Por isso, é preciso pentear com muito cuidado para não soltar as mechas artificiais. Sempre divida o cabelo ao meio e penteie delicadamente mecha por mecha, de cima para baixo. A dica é usar pentes e escovas arredondadas com cerdas flexíveis e sem bolinhas.

Fique atenta na hora de dormir

É sempre interessante usar um gorro ou uma touca de seda na cabeça para dormir. Isso evitará nós e frizz, dando mais beleza e tempo útil de vida ao seu alongamento capilar. Além disso, é de extrema importância evitar dormir com os cabelos molhados para não criar fungos ou mofar. Em geral, a raiz de qualquer cabelo demora 2 dias para secar e, com a adição de mais fios, esse tempo fica dobrado.

Faça uma boa hidratação

Uma hidratação bem feita deixará o seu Mega Hair ainda mais bonito e com uma aparência saudável. É necessário fazer hidratações a cada 15 dias para recuperar a água do cabelo e renovar os nutrientes.

Respeite o período de manutenç
ão

É muito importante respeitar os prazos dos apliques para sua retirada e recolocação. Com o passar do tempo e o crescimento dos fios naturais, as mechas artificiais se misturam aos cabelos e podem danificá-los. Portanto, para não perder a saúde capilar e manter um alongamento com aparência adequada, não se esqueça de respeitar os períodos de manutenção.

Mega Hair faz mal para o cabelo?

Apesar de serem lindos e darem um up na autoestima das mulheres, dependendo da técnica empregada para aplicar o Mega Hair, ele pode fazer mal à saúde do cabelo e do couro cabeludo sim. Os produtos ou métodos, em sua maioria, são muito agressivos ao cabelo, principalmente se feitos de forma errada e quando os prazos de manutenção não são respeitados.

Os problemas mais comuns relatados estão relacionados à queda de cabelo e ressecamento dos fios. Especialistas afirmam, inclusive, que os alongamentos capilares podem causar sérias inflamações no couro cabeludo, matando a nascente de novos fios. Assim, as mulheres desenvolvem a chamada alopecia (nome científico para a calvície).
Por isso, a recomendação dos médicos dermatologistas é sempre respeitar os prazos para as manutenções – para qualquer método de extensão capilar – e, principalmente, escolher um bom profissional para fazer a aplicação do Mega Hair para que a colocação seja bem feita e não prejudique a saúde do bulbo capilar. Além disso, manter os cuidados com os apliques é essencial para deixar os cabelos bonitos e saudáveis.

Mega Hair E SUA
MANUTENÇÃO

O mega hair pode ser utilizado tanto para transformar completamente o seu cabelo, como para ajudar aqueles cabelos que não têm força para crescer ou para corrigir cabelos danificados por processos químicos. Antes da aplicação do mega hair, deve-se definir o objetivo pretendido, se pretende alongar o cabelo, dar volume, mudar o visual através da aplicação de mechas, efeito de luzes ou ainda californianas. Deve escolher uma cor dos fios de cabelo que combinam com a cor e forma do seu cabelo natural, para não dar um aspeto artificial ao alongamento do cabelo. Para além disso, deve se decidir quanto ao volume e comprimento pretendido.

A manutenção do mega hair deve ser feita periodicamente, a cada dois ou três meses você deve retornar ao salão para tratar dos fios, repor o volume ou fazer novamente uma coloração.

Primeiro é feito a compra do cabelo em lojas especializadas. O profissional que fará a aplicação irá preparar pequenas as mechas com a cola de queratina para o procedimento. A cor da cola deve ser sempre no mesmo tom do fio.

"A cola de queratina não faz mal ao cabelo e não esfarela, é um produto especial para esse procedimento. Existem outros métodos, como microlink, tela, adesivo, nó italiano, mas essa técnica que estamos fazendo - de queratina - é o melhor para a manutenção no dia a dia

O mega hair começa ser aplicado na parte de trás da cabeça, próximo a nuca, mas nunca nos primeiros fios. Isso fará com que o resultado seja mais natural, principalmente para quem quer prender os cabelos em algum momento.

A cabeleireira pega a primeira mecha preparada com o cabelo comprado e junta com uma mecha do cabelo de Bia, bem próximo a raiz. Com um aparelho (específico para a aplicação do mega hair), a cola é aquecida e os fios se juntam.

Isso será feito de maneira enfileirada, um do lado do outro, para dar volume na região.

Depois é separado uma nova camada de fios, logo acima, e o procedimento se repete.

"Gosto de fazer desse modo para o resultado ficar o mais natural possível, mas cada profissional tem a sua maneira de trabalhar. A quantidade de cabelo aplicada depende também de cada cliente, não posso colocar nada além do que a cabeça da Bia aguenta. Se isso acontece, a pessoa não suporta o peso, fica com o couro machucado, incomodada e tem que retirar o mega", comenta a cabeleireira.

O mesmo acontece nas laterais da cabeça: as mechas são colocadas em camadas, porém a última tem intervalos maiores.

Terminada a aplicação, observa a os fios soltos de Bia e acrescenta uma mecha e outra em lugares que sente falta.

Esse procedimento pode parecer muito simples, mas dura em média de 4h a 8h para ser feito.

Fios quebradiços

Antes de aplicar a extensão capilar, verifique se a colagem está sendo feita com a cola específica para cabelos, como a de queratina. Alguns cabeleireiros fraudulentos utilizam colas inadequadas, inclusive cola quente (utilizada para artesanatos), que podem danificar de forma significativa os cabelos e o bulbo capilar, ocasionado a quebra e, consequentemente, a queda dos fios.

Alergias no couro cabeludo

Quando os produtos utilizados para colar as mechas artificiais não são específicos para cabelos, o couro cabeludo pode apresentar algumas reações alérgicas, como descamações, coceiras e vermelhidão. Por isso, mais uma vez, a dica é verificar antes da aplicação do Mega Hair se a cola utilizada é especial para apliques em humanos.

Raiz oleosa e fios secos
Isso acontece por conta da sobreposição dos fios artificiais aos cabelos naturais, que bloqueia a oleosidade natural capilar, que é proveniente da raiz. Por isso, os cabelos ficam com alta concentração de sebo na raiz e os fios secos até as pontas. Se não houver uma hidratação intensa – pelo menos a cada 15 dias – o resultado do aplique será um cabelo ressecado e sem vida.

Queda de cabelo

A alopecia (calvície) acontece por conta da tração dos fios, que são muito puxados durante a colocação do Mega Hair. O puxamento causa inflamações na raiz capilar e deixa o couro cabeludo fraco, ocasionando a queda do cabelo e dificultando o nascimento dos novos fios. Por isso, é preciso tomar cuidado com certas técnicas de aplicação de alongamentos e procurar um profissional de confiança para fazer o serviço.

Desconforto local e até queda.

A manutenção do megahair com cola de

queratina geralmente é feita de três em três meses e o espaço de tempo deve ser respeitado para manter seus fios saudáveis. A falta do retoque pode deixar os cabelos ressecados e quebradiços.

Lavagem

Na hora de lavar, secar e pentear os fios, a cabeça não deve ser jogada para baixo, porque os fios podem embaraçar. Além disso, o pente deve passar longe das emendas de cola. O mais seguro é deixar que os cabelos sequem naturalmente ou usar difusor, desembaraçando os fios com os dedos.

Hidratação

Esse tratamento é indispensável para qualquer tipo de cabelo. Duas vezes por semana, aplique uma máscara concentrada no comprimento do seu mega hair e enluve os fios. Deixe o produto agir de 3 a 5 minutos e enxágue com água fria.

Proteção térmica

Se você vai fazer chapinha, babyliss ou deixá-los secar naturalmente, não importa. O principal é usar o creme para escova (leave-in) na extensão dos fios depois do banho. Esse produto irá proteger seu alongamento da temperatura
dessas ferramentas e também dos danos

causados pela exposição direta ao sol.

Cuidado com a chapinha ou babyliss

Se você vai usar alguma dessas ferramentas de calor para modelar os cabelos, fique atenta para não derreter a cola entre os fios. Passe a chapinha com a distância de três dedos entre o ponto que une os naturais e os falsos. Com o secador ou difusor, a regra é a mesma, de 10 a 15 centímetros de distância.

Cabelos bio orgânicos

Orgânico é feito de fibra Bio vegetal Orgânica. A Fibra Japonesa é sintético com um tratamento de queratina para humanizar o cabelinho (Na verdade é quase um mistério) e os sintéticos que viram cabelo de uma barbie velha são nada mais nada menos que nosso velho amigo Kanekalon. E nada especifica se um cabelo que compramos é fibra japonesa ou orgânico porque os dois no fim das contas tem tanta semelhanças que acredito que sejam a mesma coisa, antigamente chamávamos de cabelo 100% (que imita o natural mais não é!)

Pode lavar com shampoo infantil sem sal ou condicionador. No caso do orgânico o "tingir" é só banho de brilho, tonalizar da cor do cabelo mesmo.

O cabelo suporta temperatura até 180, 200 graus, mas no caso dos cacheados não é uma boa idéia. E querendo ou não por mais natural que pareça não é. Nem nos nossos cabelos naturais tingir, pranchar e expor a altas temperaturas faz bem, então imagina num cabelo fake.

Para cuidar, não é necessário lavar todos os dias, uma vez na semana está ótimo, principalmente pra quem vai usar no método weave (trança raiz com o cabelo costurado) porque mantém a raiz do cabelo natural limpa e seca. Pra quem vai usar tic tac pode lavar com shampoo em água corrente deixar de molho no creme de hidratação com uma colher de amaciante por 10 minutos deixar secar naturalmente e ele estará como novo.

Algumas pessoas usam esse material pra fazer mega hair, com queratina, nó italiano ... sempre que fixo no cabelo precisa ter mais cuidado. Indico apenas as técnicas tela, weave e tic tac.

O cuidado de cada uma que define isso. Ele pode durar até 3 meses, mas algumas pessoas o estragam em uma ou duas semanas. Portanto o cuidado é essencial durante o uso para manter a beleza do sintético e a manutenção fundamental para manter a vida do seu cabelo natural e um crescimento saudável.

A Técnica weave é ótima porque seu cabelo natural independente da textura e cor do cabelo escolhido se mantém trançado em crescimento, seja qual for o motivo pelo qual você opta pelo 'aplique' é um método saudável. Em alguns casos são transições capilares, em outros só querem alongar mesmo, dar uma variada... Então para que tenha melhor acabamento uma conversa com a profissional que vai aplicar antes de escolher o material é uma garantia de que fará a escolha certa.

Existem vários cuidados aos quais deve estar atento e cumprir para que ele fique sempre com o melhor aspeto possível e para que dure também bastante tempo.

Se o seus apliques ou peruca não for tic tac, tenha atenção de dormir com o seu cabelo preso, em forma de coque é uma boa ideia. Isto irá evitar que ele fique embaraçado e com mau aspeto.

As suas pontas irão começar a engrossar com o tempo e a ficar com um toque áspero. Para evitar isso, utilize uma gota ou duas de glicerina líquida (não exagere) como reparador de pontas e então passe a chapinha. Irá ficar praticamente como novas as pontas do seu cabelo orgânico.

Se utilizar chapinha no seu cabelo orgânico cacheado não espere que ao lavar e secar ele volte a ter esses cachos. Não é cabelo humano.

O cabelo orgânico é feito de fibra Bio vegetal orgânica. Pode ser colocado como aplique ou peruca. Causando um efeito de volume ou substituindo o cabelo natural. Este é o mais parecido com os fios originais, principalmente na textura.

O que torna este estilo mais adquirido é que ele pode ser tratado como o cabelo puro. Recebendo coloração e tintura, babyliss, chapinha, secador e lavagem com cremes hidratantes.

Mas, tome alguns cuidados. Pois, nem mesmo o cabelo natural deve ficar exposto ao calor e química de forma excessiva. Quando bem cuidado o cabelo orgânico pode durar em torno de 2 à 3 meses.

Para mantê-los sempre brilhosos e com melhor aspecto são necessários cuidados com cabelo orgânico. Procure hidratá-lo sempre que possível. Pelo menos 1 vez por semana.

Os fios ficarão mais saudáveis e a cor e textura ganharão evidência. Além disso:

Dormir com o cabelo preso evita que os fios fiquem embaraçados. Prenda-o em forma de coque;

Com o passar do tempo as pontas vão engrossar. Para evitar esse efeito use glicerina líquida como reparador de pontas e depois passe a chapinha;

Quando você fizer chapinha, principalmente no cabelo cacheado, não adianta lavar que ele não voltará ao normal. Já que não é cabelo natural;

Faça o
uso de
shampoo
s neutros;

Nos cabelos cacheados é interessante aplicar o ativador de cachos para que o cabelo ganhe mais volume;
Ainda sobre os cabelos cacheados:
evite o uso de chapinha e secador.

A principal diferença entre cabelo orgânico e sintético é a sua composição. O orgânico é produzido sem agrotóxico. Enquanto que o sintético é feito em laboratório e nascido de elementos artificiais

MÓDULO - 04 - Carta ao Leitor

Prezado Leitor,

Somos de uma Associação Sem fins lucrativos, onde ministramos a cursos profissionalizantes á pessoas desempregadas e as ajudamos a serem inseridas no mercado de trabalho, não temos patrocínio, por isso estamos preparando esta apostila para vender no intuito de poder pagar as contas e continuar o projeto, contamos com você na compra ou se preferir pode patrocinar nosso projeto. Segue abaixo nossa conta, caso quiser nos ajudar.

Banco Bradesco

C/p 1006352-3 - Ag. 318

Agradecemos imensamente,

Grato

Associação Beneficente Carvalho de Justiça

Ester Moreira

BIBLIOGRAFIA

fontes de pesquisa;

www.expressaocharmosa.com visitado em
16/10/2019

www.cursosgratisonline.com visitado em
16/10/2019